Dr A. POUPONNEAU

Contribution à l'étude

de

l'Entorse

tarso-métatarsienne

ou de

l'Articulation de Lisfranc

LYON. — IMP. A. REY

CONTRIBUTION A L'ÉTUDE

DE

L'ENTORSE TARSO-MÉTATARSIENNE

OU DE

L'ARTICULATION DE LISFRANC

CONTRIBUTION A L'ÉTUDE

DE

L'ENTORSE TARSO-MÉTATARSIENNE

OU DE

L'ARTICULATION DE LISFRANC

PAR

Le Dr André POUPONNEAU

LYON

A. REY & Cie, IMPRIMEURS-ÉDITEURS DE L'UNIVERSITE

4, RUE GENTIL, 4

—

1902

Nous prions M. le professeur Poncet de vouloir bien agréer l'expression de notre respectueuse gratitude pour le grand honneur qu'il nous a fait en acceptant la présidence de notre thèse.

M. le Dr Thévenot, chef de clinique chirurgicale, a eu le premier l'idée de ce travail. Qu'il nous permette de lui exprimer toute notre reconnaissance pour l'affabilité si grande avec laquelle il nous a toujours reçu et pour les précieux conseils qu'il nous a prodigués.

Nous devons à la bienveillance de M. le professeur Nimier et de M. le médecin-major Jacob, professeur agrégé au Val-de-Grâce, plusieurs de nos observations. Nous les prions de vouloir bien agréer l'hommage de notre respectueuse reconnaissance.

Nous sommes heureux d'adresser ici nos plus sincères remerciements à notre cousin, M. le Dr Guillon et à notre cousine Mme Guillon, pour l'accueil si cordial et si affectueux que nous avons reçu d'eux, pendant notre séjour en cette ville. Le souvenir des excellentes soirées que nous avons passées auprès d'eux comptera parmi les meilleurs que nous emporterons de Lyon.

INTRODUCTION

L'entorse tibio-tarsienne, très fréquente, accompagnée d'une douleur très vive, d'une tuméfaction, souvent généralisée à presque toute la face dorsale du pied et même à la partie inférieure de la jambe, est depuis fort longtemps connue et étudiée. La violence du traumatisme qui la cause et l'importance des lésions attirent du premier coup l'attention du chirurgien, au détriment des articulations voisines, dont les lésions plus discrètes ont rarement été étudiées. En 1876 cependant, dans les *Archives générales de médecine*, le Dr Terrillon, consacre un long article à l'étude de l'entorse médio-tarsienne, qu'il étudie dans sa pathogénie et ses symptômes. Quelques années plus tard, en 1884, paraît une thèse de Lyon, sur le même sujet : thèse du Dr Vacquié. Mais l'entorse de l'articulation tarso-métatarsienne cependant assez fréquente, tantôt comme lésion isolée, tantôt accompagnée d'une entorse voisine, de luxations de métatarsiens ou de fractures de ces os, n'a jamais été l'objet d'une étude spéciale. Dans les traités de pathologie externe ou de chirurgie, on lui consacre quelques lignes pour dire qu'elle existe. Dans le *Dictionnaire de médecine et de chirur-*

gie de Jaccoud, on en fait mention à propos des luxations ou fractures du métatarse. Seul, un article du Dr Chaput, publié dans les comptes rendus de la Société anatomique en 1886, est consacré à l'étude d'une entorse tarso-métatarsienne, constatée à l'autopsie d'un homme, tombé dans les fossés des fortifications de Paris.

D'un autre côté, M. le professeur Nimier, du Val-de-Grâce, s'occupant d'une lésion, très répandue parmi les soldats d'infanterie, et connue sous le nom un peu vague de pied forcé, soutient, dans un très important article, paru en juin 1893, dans les *Archives de médecine et de pharmacie militaires* que la pathogénie de cette affection est due, dans un grand nombre de cas, à une entorse chronique, intéressant les ligaments métatarso-phalangiens, intermétatarsiens et tarso-métatarsiens.

Après avoir rappelé, au début de ce travail, l'anatomie et la physiologie de l'articulation de Lisfranc, notre intention est d'étudier les mécanismes assez variés qui peuvent amener la production d'une entorse tarso-métatarsienne. Puis, passant à l'entorse chronique, nous en discuterons la pathogénie, nous appuyant sur les explications qu'en a données M. le professeur Nimier. Les fractures de métatarsiens et les luxations qui accompagnent si fréquemment cette entorse tarso-métatarsienne feront ensuite l'objet de quelques considérations. Nous nous proposons de terminer cette étude par l'énoncé des symptômes qui permettent de diagnostiquer l'entorse, au milieu des affections si nombreuses, qui siègent au niveau de la face dorsale du pied, et par un court aperçu des différents traitements favorables à sa guérison.

Nous n'avons pu recueillir qu'un petit nombre d'observations, la lésion dont nous nous occupons passant souvent inaperçue ou étant prise pour une simple contusion du pied. Elles suffisent cependant à établir l'existence de l'entorse tarso-métatarsienne, et nous permettent d'en préciser les principaux modes de productions, en même temps que les symptômes les plus caractéristiques.

CONTRIBUTION A L'ÉTUDE

DE

L'ENTORSE TARSO-MÉTATARSIENNE

OU DE

L'ARTICULATION DE LISFRANC

CHAPITRE I

ANATOMIE ET PHYSIOLOGIE

§ 1. Anatomie.

L'anatomie de l'articulation tarso-métatarsienne a été souvent étudiée. Dans les laboratoires de médecine opératoire, la désarticulation de Lisfranc, journellement pratiquée, a contribué puisamment à la rendre familière. Néanmoins, nous croyons utile, au début de ce travail, et, pour la plus grande clarté de ce qui va suivre, de décrire dans ses grandes lignes l'articulation de Lisfranc, au double point de vue descriptif et topographique, sans rentrer dans des détails, qui nous sembleraient superflus. Nous étudierons donc successivement les surfaces articulaires, les ligaments et la synoviale; puis, nous indiquerons les points de repère, qui servent à reconnaître l'interligne à travers les téguments, et la direction générale de cet interligne.

1° **Surfaces articulaires.** « Morphologiquement,

dit Testut, l'articulation tarso-métatarsienne nous présente, comme son homologue de la main, une série d'arthrodies, dont les facettes, plates et verticales, occupent d'une part la partie antérieure des quatre os du tarse ci-dessus mentionnés (cuboïde et trois cunéiformes), d'autre part, l'extrémité postérieure des cinq métatarsiens. »

Le premier métatarsien s'articule avec le premier cunéiforme à l'aide d'une facette réniforme, à grand axe vertical et à concavité dirigée en dehors. Elle est légèrement concave dans les deux sens, s'adaptant ainsi parfaitement à la facette du premier cunéiforme, également réniforme, mais légèrement convexe, à la fois verticalement et transversalement. Le deuxième métatarsien pénètre dans une mortaise, constituée par les trois cunéiformes, avec lesquels il s'articule, à l'aide de quatre facettes : une postérieure, triangulaire et à base supérieure, répondant au deuxième cunéiforme, une latérale interne, très petite, s'articulant avec le premier cunéiforme, et deux latérales externes, superposées dans le sens vertical, s'adaptant au troisième cunéiforme. Le deuxième métatarsien se trouve ainsi solidement enclavé dans cette mortaise, dont il forme pour ainsi dire le tenon, suivant l'expression de Testut. Cette disposition doit être remarquée, car elle limite singulièrement les mouvements de l'articulation, et joue un rôle important dans le mécanisme des entorses de l'interligne de Lisfranc et dans les fractures du deuxième métatarsien.

Le troisième métatarsien prend contact avec le troisième cunéiforme, à l'aide d'une facette triangulaire, à base supérieure, très légèrement concave, comme les deux précédentes. Le quatrième métatarsien présente une facette quadrangulaire ; le cinquième une facette triangulaire à angles arrondis et à sommet dirigé en dehors. Toutes deux sont un peu convexes, contrairement à ce que nous avons remarqué pour les premiers métatarsiens. Elles s'adaptent à deux facettes de même forme, mais faiblement concaves, que porte la face antérieure du cuboïde. On trouve aussi quelquefois une facette supplémentaire continuant celle du troisième cunéiforme et par laquelle cet os rentre en contact avec le quatrième métatarsien.

2° **Moyens d'union.** — De nombreux ligaments unissent ces surfaces articulaires, de plus en plus épais et serrés, à mesure que l'on se rapproche du bord interne du pied. Leur étude est pour nous particulièrement importante, car c'est dans leur disposition et leur force de résistance que réside en partie la pathogénie de l'entorse de Lisfranc. On les divise en trois groupes : ligaments dorsaux, plantaires et interosseux.

a) *Ligaments dorsaux.* — Courts, aplatis, minces et rubanés, ils s'insèrent d'une part sur la face dorsale des cinq métatarsiens et d'autre part, sur celle des os de la deuxième rangée du tarse. Ils sont au nombre de sept et prennent naissance près du rebord cartilagineux des facettes en présence.

Du premier métatarsien part un long ligament qui l'unit au premier cunéiforme. Il est souvent divisé en plusieurs faisceaux, à travers lesquels la synoviale fait hernie. Le deuxième métatarsien en possède trois, disposés en éventail, qui le rattachent aux trois cunéiformes : l'interne, quadrangulaire, part du bord interne de sa base et va s'insérer à l'angle supéro-externe du premier cunéiforme ; le moyen, situé un peu en dehors, rejoint le deuxième cunéiforme, dont il occupe toute la largeur; l'externe, né à son angle externe, gagne l'angle supéro-interne du troisième cunéiforme. Un troisième ruban fibreux réunit le troisième métatarsien au troisième cunéiforme, sur lequel il s'insère près de son rebord cartilagineux. Il donne quelquefois un faisceau, qui se dirige vers l'angle interne de la face supérieure du cuboïde. Enfin, le quatrième et le cinquième métatarsiens possèdent chacun un trousseau ligamenteux, qui a ses insertions, d'autre part, sur le cuboïde. Ils deviennent de moins en moins résistants, à mesure que l'on se rapproche du bord externe de l'interligne. Ces divers ligaments sont en général peu épais, et leur déchirure ne demande pas un bien grand effort.

b) *Ligaments plantaires.* — Il en est de même des cinq ligaments plantaires, dont la minceur augmente, en allant de dedans en dehors. Le premier unit le premier métatarsien du premier cunéiforme. Ses fibres superficielles se continuent en arrière avec celles du ligament scapho-cunéen inférieur. Le second est un gros trousseau fibreux, qui part de la partie inférieure de la face externe du premier cunéiforme et qui de là, se dirigeant en avant et en dehors, vient s'insérer à la partie la plus reculée de la face plantaire des deuxième et troisième métatarsiens. Il cache souvent deux ou trois petites languettes fibreuses, qui unissent en outre le deuxième métatarsien aux deuxième et troisième cunéiformes. Le troisième ligament, moins important que le précédent, est constitué par deux petites languettes, qui naissent sur le troisième cunéiforme, à sa partie plantaire, et gagnent les deuxième et troisième métatarsiens, quelquefois le quatrième. Les deux derniers ligaments plantaires sont en quelque sorte des épaississements de la capsule fibreuse qui unit les deux derniers métatarsiens. Ils partent de la gouttière cuboïdienne et rejoignent les deux derniers métatarsiens, où ils se confondent avec le feuillet superficiel du grand ligament calcanéo-cuboïdien. Notons enfin quelques languettes de renforcement, qui rattachent parfois le dernier métatarsien au troisième cunéiforme et au troisième métatarsien.

c) *Ligaments interosseux.* — Excessivement variables dans leur nombre, leur trajet et leur résistance, ils se rencontrent cependant le plus souvent au nombre de trois et leur direction la plus commune est celle que nous allons indiquer. Le plus interne, qui est en même temps le plus résistant, prend naissance sur la face externe, du premier cunéiforme et, de là, se porte obliquement en avant et en dehors, pour venir se fixer sur les deux tiers inférieurs de la face interne de la base du deuxième métatarsien. Sa hauteur est de 8 à 10 millimètres et son épaisseur de 5 à 6 millimètres. Il est en rapport, en bas avec le deuxième ligament plantaire et, au-dessous de lui, avec le tendon du long péronier latéral. Il maintient solidement fermée l'articulation tarso-métatarsienne, et ce n'est qu'après sa rupture ou sa section que l'on peut abaisser l'avant-pied. On lui donne le nom de ligament de Lisfranc.

Le ligament interosseux moyen est, le plus souvent, divisé en plusieurs faisceaux. A travers ces faisceaux, la synoviale fait quelquefois hernie. Ce ligament est peu développé et manque même parfois. Il s'insère, en avant sur le côté externe de la base du deuxième métatarsien, et, en arrière, sur les faces correspondantes du deuxième et du troisième cunéiformes.

Le ligament externe est constitué par un faisceau fibreux, haut de 1 centimètre, qui prend naissance à la face externe du troisième cunéiforme, près de son bord antérieur et se dirige horizontalement en avant pour venir s'insérer à un tubercule, situé au-dessous de la facette articulaire du troisième métatarsien. Parfois, il envoie une expansion au quatrième métatarsien et il existe même une languette indépendante, qui va du troisième cunéiforme au quatrième métatarsien.

3° **Synoviale**. — Avant de terminer cette courte étude anatomique, nous dirons quelques mots de la synoviale de l'articulation tarso-métatarsienne. La cavité de cette articulation est divisée en trois chambre synoviales distinctes, par les ligaments interosseux, interne et externe, que nous venons de décrire. L'une, interne, répond au premier métatarsien et au premier cunéiforme : elle est indépendante. Une autre, externe, située entre le cuboïde et les quatrième et cinquième métatarsiens, est également indépendante, mais envoie un prolongement en avant pour l'articulation des deux derniers métatarsiens entre eux. Enfin, la synoviale moyenne, située entre les deux premières et répondant, d'une part, aux deuxième et troisième métatarsiens, d'autre part aux deuxième et troisième cunéiformes, communique avec la synoviale des articulations scapho-cunéennes, par l'interligne qui sépare ces deux cunéiformes.

4° **Anatomie topographique.** — Nous connaissons maintenant les extrémités osseuses, les ligaments et la synoviale de l'articulation de Lisfranc, mais il nous reste un point important à étudier : c'est la forme de l'interligne et sa direction, qui en font peut-être le plus complexe des interlignes articulaires. Sa connaissance est nécessaire pour la compréhension des mouvements normaux ou forcés, qui ont leur siège au niveau de cette jointure.

« L'interligne articulaire tarso-métatarsien, dit Tillaux, est représenté par une ligne dont la direction générale est oblique d'arrière en avant et de dehors en dedans. » Mais cette oblique, loin d'être régulière, figure une ligne brisée, si on considère que l'articulation du deuxième métatarsien avec le premier cunéiforme est oblique d'arrière en avant et de dedans en dehors, tandis que l'articulation des deux derniers métatarsiens avec le cuboïde est très oblique d'arrière en avant, mais de dehors en dedans. De cette sorte, si on prolonge par la pensée ces deux interlignes, ils viennent se couper environ au tiers postérieur de la face dorsale du deuxième métatarsien. L'interligne articulaire du troisième cunéiforme et du troisième métatarsien est un peu moins oblique que le métatarso-cuboïdien. Quant à celui du deuxième métatarsien et du deuxième cunéiforme, il est transversal, mais situé en arrière des précédents, ce qui fait, comme nous l'avons remarqué plus haut, que le deuxième métatarsien est enclavé solidement dans une mortaise, qui rend ses mouvements excessivement limités.

Mais, cette oblique brisée, à quoi répond-elle à la surface des téguments? Où commence-t-elle, où finit-elle, sur les bords du pied? En un mot, quels sont les points de repère qui permettent de préciser et de reconnaître la situation exacte occupée par l'interligne et de rechercher à son niveau les symptômes des affections qui l'intéressent? Ces points de repère sont fort nettement exposés dans le *Traité d'anatomie topographique* de Tillaux, auquel nous empruntons la plus grande partie de ce paragraphe. Le point de repère externe est facile à trouver, étant appréciable à la vue et surtout au toucher. Il est constitué par la tête du cinquième métatarsien, qui forme une saillie considérable et déborde même le bord externe du pied, de telle sorte que, en arrière d'elle, on peut, en déprimant les téguments, introduire la pulpe du doigt dans l'interligne même. C'est d'ailleurs la seule saillie que l'on rencontre sur ce bord externe et elle seule pourrait servir à déterminer le niveau de la jointure. Néanmoins, nous avons sur le bord interne un second point de repère, mais dont la recherche est plus difficultueuse. Il est formé lui aussi par la saillie de la tête du métatarsien, du premier; par conséquent, saillie très petite, située immédiatement en avant de l'interligne. C'est aussi la première crête que l'on trouve sur la face interne du pied, en allant de son extrémité libre vers sa racine. Ce point de repère se trouve à 2 centimètres en avant d'une ligne transversale, qui, partant du tubercule du cinquième métatarsien, couperait le pied en travers. Cela met bien en évidence l'obliquité de l'interligne, que nous avons mentionnée plus haut. Ajoutons que le tubercule du scaphoïde, facilement reconnaissable sur le bord interne du pied, est situé à environ 3 centimètres en arrière de la tête du premier métatarsien. Il nous sera facile, désormais, de localiser les symptômes que nous rencontrerons, et de reconnaître si la douleur ou l'ecchymose répondent à l'interligne tarso-métatarsien.

§ 2. Physiologie.

L'étude physiologique des mouvements de l'articulation de Lisfranc sera courte, car ces mouvements, tous très limités n'ont jamais été l'objet d'études spéciales. Et si, dans les traités de physiologie ou les diverses revues médicales, les mouvements des articulations tibio-tarsienne ou médio-tarsienne sont fréquemment étudiés, c'est à peine si on trouve parfois quelques lignes consacrées à la physiologie de l'articulation tarso-métatarsienne : souvent même on la passe sous silence. Bonnet avait rêvé un travail gigantesque, dans lequel il se proposait d'étudier dans leurs détails la physiologie et la pathologie de toutes les articulations du corps humain. Mais ce rêve il ne l'a pas réalisé, et nulle part, dans son *Traité des Maladies des articulations*, il n'est question de l'articulation de Lisfranc. Nous serons donc obligé de donner ici le résultat des quelques expériences que nous avons pu pratiquer, et les réflexions qu'elles nous ont suggérées. Nous avons étudié successivement les mouvements isolés des différents articles qui composent l'interligne de Lisfranc, puis les mouvements d'ensemble de l'articulation, le pied étant au repos et en exercice.

Le premier métatarsien est de beaucoup le plus mobile ; les ligaments qui l'unissent au premier cunéiforme sont, en effet, relativement lâches, et on peut facilement lui imprimer des mouvements de glissement de bas en haut et de haut en bas, qui apparaissent nettement, si, le tarse étant immobilisé, on considère l'extrémité antérieure du métartasien. On observe aussi, au niveau de cette arthrodie de très légers mouvements de latéralité, mais aucun mouvement de torsion. Le quatrième et le cinquième métartasiens sont ensuite les plus mobiles ; leurs mouvements sont les mêmes que ceux du premier : simple glissement de haut en bas et de bas en haut sur le cuboïde. Le troisième métatarsien est très peu mobile. Cependant avec les deux derniers, il peut opérer autour de son axe un léger mouvement de rotation, qui a pour résultat de diminuer la courbe transversale du métatarse. Enfin, le deuxième métatarsien, solidement enclavé dans la mortaise cunéenne est pour ainsi dire immobile. Tout mouvement de latéralité lui est interdit, et, solidement uni au tarse par le premier ligament interosseux ou ligament de Lisfranc, il ne peut guère exécuter de mouvements verticaux. Ici apparaît donc clairement le rôle des ligaments interosseux, dont celui-là est le type, en même temps, que le plus important. Ce rôle est de maintenir le métatarse attaché au tarse et d'empêcher son glissement ; lorsqu'ils viennent à se rompre, on observe une véritable chute de l'avant-pied au-devant du pied.

Cet emprisonnement du deuxième métatarsien dans la mortaise cunéenne ne restreint pas seulement ses propres mouvements, mais ceux du métatarse tout entier, surtout dans le sens latéral. Si, en effet, on saisit l'avant-pied et que l'on essaie de le porter en dedans ou en dehors, on remarque que les efforts restent vains; c'est à peine si on obtient un léger écartement des surfaces articulaires aux deux extrémités de l'interligne. C'est ce qui explique comment, dans un mouvement brusque, portant le métatarse en dedans ou en dehors, les ligaments se rompent et la tête du deuxième métatarsien cède parfois et se fracture.

Mais, malgré l'immobilité presque complète du deuxième métatarsien, le métatarse peut exécuter sur le tarse différents mouvements, grâce à la mobilité relative des métatarsiens extrêmes. En effet, leur mouvement de glissement de haut en bas abaisse le métatarse devant le tarse, diminue en même temps la courbure antéro-postérieure du pied et favorise ainsi l'extension de l'avant-pied sur le pied. Dans le mouvement contraire, quand le métatarse glisse de bas en haut sur le tarse, cette courbure antéro-postérieure s'accentue et il se produit une flexion. On peut donc dire, en résumé, que, les mouvements de latéralité très obscurs mis à part, ceux qui s'opèrent au niveau des diverses arthrodies tarso-métatarsiennes aboutissent à un mouvement d'ensemble de flexion et d'extension de l'avant-pied, mouvement absolument indépendant de ceux qui s'effectuent dans les autres articulations du pied, mais qui peut en quelque sorte les complèter.

Dans un organe normal, dont toutes les articulations sont libres, les mouvements de l'interligne de Lisfranc sont pour ainsi dire réduits à leur plus simple expression. Ils contribuent seulement, au moment où le pied s'appuie sur le sol, à diminuer la convexité de la voûte plantaire, en un mot à l'aplatir. Mais si, pour une raison quelconque (chaussure trop serrée, ankylose) une de ces articulations voisines, au niveau desquelles s'exécutent normalement les mouvements de flexion, d'extension ou de latéralité, articulation que l'on pourrait appeler *primordiale*, vient à être gênée ou immobilisée, ces mouvements devront alors s'effectuer dans une jointure voisine, que l'on peut appeler, en cette occasion, *secondaire*. C'est ainsi que l'articulation de Lisfranc peut être amenée à suppléer la médio-tarsienne, dans des mouvements d'extension, de flexion ou de latéralité, qu'elle n'exécute habituellement, que dans des limites très restreintes. Et si ces mouvements sont prolongés ou forcés, surviennent alors des phénomènes pathologiques, qui seront étudiés plus loin, avec le mécanisme des entorses tarso-métatarsiennes. Voici, à ce propos, ce que dit sur ces mouvements secondaires le Dr Terrillon, dans les *Archives générales de médecine*, de 1876 : il traite de l'entorse médio-tarsienne, et parle des mouvements dans les articulations du pied. « Ces articulations sont en effet disposées de telle sorte, l'une par rapport à l'autre, que les mouvements se passent presque toujours, au dépens de plusieurs d'entre-elles, de telle façon que l'effet total est augmenté. On peut dire cependant d'une façon générale que, pour chaque variété de mouvements, il y a une articulation dans laquelle ce mouvement commence à s'exécuter, articulation qu'on pourrait appeler primordiale et qui suffit pour sa production, si son étendue doit être limitée. Quand le mouvement est exagéré, les articulations voisines peuvent suppléer à la première : ce sont les articulations secondaires. »

Pour se faire une idée exacte des mouvements, qui ont leur siège au niveau de l'interligne tarso-métatarsienne, pendant la station ou la marche, il est nécessaire de bien comprendre la forme et la constitution de la voûte plantaire. Cette voûte plantaire a été étudiée d'une façon complète dans une thèse de Lyon de 1900 : thèse du Dr Casse. On peut considérer, d'après lui, la voûte plantaire, comme constituée par deux arcs : l'une interne et l'autre externe, et qui auraient l'un et l'autre dans la physiologie du pied un rôle différent. C'était aussi l'avis de Charpy, pour qui « l'arc externe est essentiellement l'arc d'appui, l'arc interne celui du mouvement ». Le premier est formé par un cintre surbaissé, constitué par la plus grande partie du calcanéum, le cuboïde et les deux derniers métatarsiens ; le second, dont la courbure est beaucoup plus accentuée, a pour éléments constitutifs, l'astragale, le calcanéum, le scaphoïde, les trois cunéiformes et les trois premiers métatarsiens. Son sommet est dans la clef de voûte, c'est-à-dire dans l'astragale. Tandis que l'arc externe subit peu de variations, chez les différents individus, l'arc interne au contraire subit d'importantes modifications dans sa courbure, modifications qui entraînent en même temps des changements dans la forme générale de la voûte plantaire. L'angle qui mesure cet arc varie de 110 à 120 degrés. A 120 degrés nous aurons le type plat voûté ; à 115 degrés le type normal et à 110 degrés et au-dessous le type cambré voûté. Charpy ne considère pas le troisième cunéiforme et le troisième métatarsien comme entrant dans la constitution de l'arc interne, mais comme des pièces d'union entre ces deux arcs.

Si on prend l'empreinte d'un pied normal, on remarque que, seul, le bord externe porte sur le sol et imprime sa trace sur le noir de fumée. Pendant la station, c'est donc à cet arc externe qu'incombe le rôle principal. « La transmission du poids du corps se fait en arrière par le corps de l'astragale, en avant par la tête astragalienne qui appuie sur la grosse apophyse et indirectement sur le troisième cunéiforme et le troisième métatarsien, qui viennent buter contre le cuboïde et le quatrième métatarsien. » Pendant la marche, au contraire, c'est à l'arc interne que revient la première place. C'est lui qui porte le corps dans les exercices délicats, tels que la danse, le saut, le dernier temps de la marche. « Cet arc forme un appareil de mouvements, un ressort élastique, concentrant à un moment donné tout le corps sur l'appui étroit du gros orteil, et le lançant avec vigueur et rapidité. »

Dans la marche, les différentes articulations qui réunissent les pièces constitutives des deux arcs interne et externe de la voûte plantaire sont donc le siège de mouvements variés. Ces mouvements amènent alternativement une exagération et un aplatissement très légers de la voûte plantaire. Les arthrodies qui unissent le tarse au métatarse contribuent dans une faible mesure à ces divers mouvements, et quand ils sont normaux, dans leur étendue ou leur fréquence, elles remplissent leur rôle sans souffrir.

Nous pouvons dire, en résumé, que l'articulation tarso-métatarsienne est comme une charnière qui unit les différentes pièces de cette voûte plantaire, et qui cède lorsqu'une action brusque ou répétée vient à exercer sur ses ligaments des tiraillements. Si ces ligaments sont lâches, la tête du deuxième métatarsien opérera un mouvement de bascule autour d'un axe transversal ; s'ils sont épais et serrés, elle cédera à son tour et nous aurons à la fois entorse et fracture. Mais nous touchons ici à la pathogénie de ces lésions dont nous allons, dans le chapitre suivant, étudier en détail les mécanismes variés.

CHAPITRE II

ANATOMIE PATHOLOGIQUE ET PATHOGÉNIE

ANATOMIE PATHOLOGIQUE

Dans les comptes rendus de « la Société anatomique » (séance du 11 juin 1886), Chaput donne le résultat de l'autopsie d'un homme, trouvé mort dans les fossés des fortifications de Paris, et porteur d'une grave entorse de l'articulation tarso-métatarsienne, accompagnée de lésions multiples. C'est, croyons-nous, la seule autopsie que l'on ait pratiquée, intéressant notre sujet. La radiographie peut être d'un grand secours dans les cas de fractures de métatarsiens ou de luxations du métatarse sur le tarse, mais dans l'entorse simple, elle ne fournit que des renseignements très vagues. Nous nous contenterons donc de résumer en quelques lignes les désordres produits par l'entorse, au niveau des différents plans qui entourent et constituent l'articulation tarso métatarsienne. La peau, généralement intacte, ne présente ni déchirures, ni écrasement, à moins que l'entorse ne soit le résultat d'un choc direct. Le tissu cellulaire sous-cutané est presque toujours le siège d'un œdème inflammatoire et souvent d'épanchements sanguins, peu abondants, limités à la région de l'interligne ou même assez diffus. Les ligaments présentent parfois des déchirements partiels et des taches ecchymotiques. D'autres fois, leur rupture est complète et se produit le plus souvent, au niveau de leurs insertions cunéennes et cuboïdiennes. Dans leur arrachement, ils entraînent des lamelles cartilagineuses et même de petites parcelles osseuses. Les têtes des métatarsiens et les extrémités antérieures des cunéiformes et du cuboïde peuvent être intactes, comme elles peuvent aussi présenter des arrachements osseux variables avec la violence du traumatisme. Dans les cas graves, on a même un véritable écrasement de ces extrémités osseuses. Enfin, dans les fractures concomitantes, on reconnaît la présence de traits de fractures, siégeant le plus souvent à la partie moyenne de la diaphyse, dont la direction est oblique, rarement transversale ou en forme de V. Quant à la synoviale, dans les traumatismes violents, elle peut être plus ou moins déchirée, mais ne renferme généralement pas d'épanchements. L'interligne est distendu et son écartement varie avec l'importance et le siège de la lésion, pouvant aller jusqu'à la luxation.

OBSERVATION I

(Chaput, *Société anatomique*, séance du 11 juin 1886.)

Sous la peau intacte, épanchement sanguin, modérément abondant ; épanchement sous les couches aponévrotiques et sous le pédieux. L'articulation tarso-métatarsienne baille par toute l'étendue de sa face dorsale, à l'exception de son extrémité interne, au niveau de l'articulation du premier métatarsien avec le premier cunéiforme. L'écartement des surfaces osseuses mesure 7 à 8 millimètres; les ligaments dorsaux sont rompus, sauf au niveau du premier métatarsien. Le cuboïde et les cunéiformes sont intacts à ceci près que le premier et le deuxième cunéiformes présentent un arrachement osseux très mince et très peu étendu, correspondant à l'insertion des ligaments dorsaux. Le premier, le quatrième et le cinquième métatarsiens sont sains. Le troisième métatarsien, au niveau de son extrémité postérieure, présente un arrachement de presque toute sa surface cartilagineuse, sous forme de lame mince qui reste adhérente au ligament interosseux, qui réunit cet os au cuboïde. Le sommet du coin que représente l'extrémité postérieure de cet os présente des lésions d'écrasement qui ne s'étendent pas très loin. Le deuxième métatarsien présente des lésions notables d'arrachement et d'écrasement. Un volumineux fragment de ces os correspondant à la partie interne et inférieure, reste adhérent au ligament interosseux qui réunit cet os au premier cunéiforme. Ce fragment mesure 1 centimètre 1/2 d'avant en arrière et 1 centimètre de haut en bas. On trouve en outre un écrasement comminutif étendu de la face inférieure de l'extrémité osseuse. Au niveau de la face dorsale, fragment volumineux mesurant en largeur toute celle de l'os, en hauteur la moitié de la hauteur de l'extrémité elle-même et 2 centimètres d'avant en arrière. Rien du côté des ligaments plantaires et de la plante. Arrachement de la malléole externe.

PATHOGÉNIE

§ 1. — **Entorse brusque.**

Avant d'aborder l'étude proprement dite des différents mécanismes qui peuvent produire l'entorse de Lisfranc, nous croyons utile de dire quelques mots de certaines causes prédisposantes. Pour nous rendre compte de leur existence, nous n'avons qu'à nous rappeler ce que nous avons pu remarquer dans les exercices de médecine opératoire, en pratiquant la désarticulation de Lisfranc. La résistance des ligaments qui réunissent le métatarse au tarse est, en effet, excessivement variable : tantôt épais et serrés, ils opposent une résistance très vive à l'action du couteau, tantôt lâches et faibles, ils cèdent pour ainsi dire d'eux-mêmes. C'est là un élément important dans la production de l'entorse, car il est évident qu'un ligament épais et résistant, réagira contre la violence qui s'exerce sur l'articulation et ne cèdera pas de suite, causant souvent ainsi, par un mécanisme qui sera ultérieurement étudié, une fracture du deuxième métatarsien. Un ligament faible se laissera, au contraire, facilement distendre, déchirer ou rompre. Dans cette disposition anatomique, nous pouvons donc voir la cause qui favorise la production de l'entorse tarso-métatarsienne.

M. le professeur Delorme, dans le *Dictionnaire de Médecine et de Chirurgie* de Jaccoud, résume ainsi les différents mécanismes qui peuvent déterminer cette entorse : « Les chutes d'une certaine hauteur sur la pointe du pied, les chutes de cheval, les pressions directes d'avant en arrière, comme l'action de donner un coup de pied ; de haut en bas (passage d'une roue de voiture, passage d'un corps pesant) ; de bas en haut, lorsque le pied vient à manquer, en montant un escalier ; ou des pressions latérales ou obliques (étrier) : en un mot, toutes les causes que nous trouvons à propos des luxations de ces articulations peuvent déterminer des entorses métatarso-phalangiennes ou tarso-métatarsiennes partielles ou totales. Rappelons donc que dans les mouvements d'adduction ou d'abduction du pied, surtout lorsqu'il s'y ajoute une rotation de la pointe, les articulations métatarso-phalangiennes extrêmes et surtout les articulations tarso-métatarsiennes, peuvent présenter les lésions de l'entorse. »

Nous allons donc passer en revue ces différentes causes, et nous les grouperons en plusieurs paragraphes d'après la direction de la force qui s'exerce sur l'avant-pied : pression venant d'en haut, d'en bas, du côté interne, du côté externe, pressions combinées venant de plusieurs côtés à la fois. Puis nous dirons quelques mots du mécanisme de l'entorse accompagnée de lésions des articulations voisines, par suite de violence venant s'épuiser au niveau de l'interligne de Lisfranc, après avoir intéressé les autres articles du pied.

1° **Exagération de la voûte plantaire.** — Un mécanisme qui produit fréquemment l'entorse tarso-métatarsienne, c'est la chute sur la pointe du pied, celui-ci étant en hyperextension. Nous avons là la variété d'entorse par exagération de la voûte plantaire. Dans l'observation I, citée plus haut, tout nous porte à croire que la lésion produite était due à cette cause. Et voici l'explication qu'en donne Chaput dans les réflexions qui suivent le résultat de l'autopsie. « L'analyse de l'ensemble des lésions nous amène d'abord à cette conclusion, que cette entorse violente n'a pu se faire que dans une chute sur le pied en hyperextension. En effet, si au moment où la pointe du pied a abordé le sol, le pied avait été fléchi à angle droit, le traumatisme aurait déchiré plutôt les ligaments plantaires et on aurait eu du côté des os de la jambe la fracture du péroné par abduction. c'est-à-dire celle qui siège à 7 ou 8 centimètres de la pointe de la malléole, puisque l'on sait que la flexion forcée du pied met celui-ci en abduction. Au contraire, les choses s'expliquent d'elles-mêmes avec l'hyperextension. On comprend très bien que les ligaments dorsaux aient cédé et que l'on ait constaté un écrasement de la face inférieure des métatarsiens, car dans cette attitude de l'hyperextension, la chute sur la pointe du pied, au lieu de produire la flexion normale du pied, peut amener au contraire une véritable flexion en arrière, qui n'est que le dernier degré de l'extension. » Il est donc probable que le sujet étudié, au moment de sa chute, avait porté le pied en hyperextension : la cambrure antéro-postérieure du métatarse, très peu accentuée normalement, avait été exagérée dans ce mouvement. Il se produisit pour ainsi dire un mouvement de bascule du métatarse, son extrémité antérieure se portant en bas ; son extrémité postérieure au contraire étant attirée en haut, détermina un tiraillement des ligaments dorsaux, qui cédèrent, entraînant dans leur arrachement des parcelles osseuses.

Mais ce n'est pas là, la seule cause qui puisse amener l'exagération de la voûte plantaire. M. le professeur Delorme parle de pressions directes d'avant en arrière, comme l'action de donner un coup de pied, le passage d'une roue de voiture. Nous avons relevé deux exemples d'entorses survenues par ce mécanisme. Dans un cas, (Obs. III) le pied gauche du malade se trouve pris sous une des roues de derrière d'un fourgon. Il cala ainsi cette roue et le fourgon s'arrêta. Il y avait eu là une action directe produisant l'extension forcée ou exagération de la concavité plantaire. Dans un autre cas, c'est un malade dont le pied fut pris entre le sol et un cheval, dans une chute avec sa monture. Le bout du pied gauche portant sur le sol et le poids du cheval appuyant sur le talon, la partie antérieure du pied fut mise en extension forcée. Le malade était très affirmatif sur ces détails. (Obs. IV.) Le mécanisme dans ces deux cas d'exagération de la voûte plantaire par action directe est identique à celui de l'extension forcée par chute sur la pointe du pied en hyperextension. Le même mouvement de bascule du métatarse autour d'un axe transversal passant par son milieu s'opère, et par suite, les mêmes tiraillements des ligaments de l'interligne tarso-métatarsien, produisant des lésions analogues.

2° **Aplatissement de la voûte plantaire.** — Lorsqu'une pression vient à s'exercer de bas en haut sur l'extrémité antérieure de la plante du pied, cette extrémité se trouve par le fait redressée et portée en haut : les orteils sont mis en extension forcée et la courbure des métatarsiens tend à subir un redressement. Si la flexion est modérée, elle est contre-balancée par la sangle, que forment à la plante du pied les nombreux muscles et tendons qui la tapissent. Les ligaments plantaires, également très résistants, s'opposent à ce mouvement ; mais s'il est très accentué, il se produit à leur niveau des tiraillements plus ou moins considérables, qui peuvent aller depuis la simple distension, jusqu'à la déchirure ou la rupture complète. C'est ce qui se produit chez le malade de l'observation II, par un mécanisme identique à celui que signale M. le professeur Delorme, c'est-à-dire à l'action qui s'exerce sur le bout du pied, quand on glisse en montant un escalier et que le rebord du degré vient exercer une pression de bas en haut sur la pointe du pied. Le malade en question marchait en effet sur un plan incliné, représenté par une planche qui vint à se briser. Il tomba sur le sol, et le fragment antérieur de cette planche heurta la face plantaire de son avant-pied et la porta ainsi en flexion forcée sur le pied, aplatissant la voûte plantaire. Les ligaments plantaires cédèrent probablement de suite ; mais il est probable que si la violence avait continué à s'exercer, les mouvements du métatarse sur le tarse étant très limités, elle serait venue s'épuiser sur la tête du deuxième métatarsien, emprisonnée dans sa mortaise, qui aurait pu céder et se fracturer.

3° **Adduction et renversement de la pointe du pied en dedans.** — Nous avons relevé deux cas d'entorse métatarsienne par adduction et renversement de la pointe du pied en dedans. Et dans ces deux cas il s'agissait d'un faux pas, dans lequel le bord externe du pied avait porté le premier sur le sol, en projetant ainsi en dedans la pointe du pied, qui subissait en même temps un mouvement de torsion sur son axe. Le premier malade que nous avons observé avait glissé en descendant un escalier et, dans sa chute, s'était fait une entorse de l'interligne de Lisfranc par le mécanisme qui vient d'être expliqué. Dans ce double mouvement d'adduction et de torsion, les ligaments tarso-métatarsiens avaient en effet subi des tiraillements, particulièrement du côté externe de l'articulation. Ces ligaments externes, normalement lâches et peu épais, s'étaient d'abord laissés distendre, mais la violence continuant à s'exercer, leur imposait bientôt une distension à laquelle leur laxité ne suffisait pas : c'est pourquoi ils se déchirèrent et se rompirent probablement entièrement. Mais dans ce renversement de la pointe du pied en dedans, la tête du cinquième métatarsien vient heurter le sol, d'où elle n'est plus séparée que par les téguments. Il se produit donc là une pression directe sur la tête du métatarsien, qui explique la fracture, souvent rencontrée, dans ce mécanisme de l'entorse tarso-métatarsienne. C'est en effet ce qui s'est produit chez le malade de l'observation VI ; l'entorse étendue à tout l'interligne est particulièrement accusée à son extrémité externe. La douleur à la pression est particulièrement vive sur la tête du cinquième métatarsien, que la radiographie montre fracturée.

Le même mécanisme se retrouve dans certaines chutes de cheval, lorsque le pied reste pris dans l'étrier. Dans le mouvement de bascule qu'effectue le pied, au moment où le cavalier est projeté à terre, on a un renversement de sa partie antérieure en dedans, auquel vient s'ajouter la pression directe de la branche de l'étrier sur le côté externe de l'interligne. On a ainsi une distension des ligaments qui produit une entorse, accompagnée de fractures et même de luxations tarso-métatarsiennes.

4° **Abduction et renversement de la pointe du pied en dehors.** — Le mécanisme contraire, c'est-à-dire l'abduction avec renversement de la pointe du pied en dehors, peut aussi produire une entorse de l'interligne de Lisfranc. Mais, connaissant les étroites connexions qui unissent le métatarse au tarse du côté interne du pied, il est facile de comprendre que, pour qu'il se fasse une entorse par ce mécanisme, il faut que le tarse soit immobilisé, ou bien que la violence porte directement sur le bord interne de l'avant-pied. Si, en effet, le pied tout entier se renverse en dehors, on a l'entorse tibio-tarsienne classique, souvent accompagnée de fractures bimalléolaires, ou plus rarement celle de l'interligne de Chopart. Mais pour que l'action vienne à s'exercer sur celui de Lisfranc, il faut : ou bien que les articulations supérieures aient déja cédé, et que le choc vienne s'exercer sur lui après avoir brisé toutes les autres résistances ; ou bien que ces articulations étant immobilisées. pour une raison quelconque, la violence portant uniquement sur la pointe du pied, distende cet interligne de Lisfranc, le seul qui soit alors susceptible d'être atteint. Et, dans ce cas, l'articulation tarso-métatarsienne joue ce rôle d'articulation secondaire que nous avons étudié à propos de sa physiologie. Ce mécanisme de l'adduction avec renversement en dehors peut se produire dans une chute de cheval, lorque le pied, retenu dans l'étrier, prend une position contraire à celle qui a été décrite plus haut, à propos de l'entorse par abduction et renversement en dedans. En résumé, ces deux sortes d'entorses peuvent se rencontrer. Elles peuvent être causées par un traumatisme identique et, selon que l'action portera sur le bord interne ou sur le bord externe de l'avant-pied, on aura l'une ou l'autre variété. Nous n'avons pas relevé, dans la littérature médicale, d'observations qui puissent venir confirmer ce que nous venons de dire. Néanmoins, nous nous rappelons un malade qui fut soigné, l'an dernier à l'hôpital militaire Desgenettes, pour une entorse de l'interligne de Lisfranc, et la pathogénie de sa lésion était précisément celle que nous venons d'énoncer. Nous n'avons pu retrouver cette observation.

5° **Actions combinées.** — Ces différents mécanismes peuvent parfois se combiner. C'est ainsi que le renversement de la pointe du pied en dedans, accompagne souvent l'hyperextension. Chaput croit que cette double action s'était exercée sur le pied du sujet, dont il pratiqua l'autopsie, et voici l'explication qu'il donne de ce fait : « Dans l'hyperextension, le pied se met en adduction et, d'autre part, les extrémités antérieures des métatarsiens sont disposées de telle sorte que dans une chute sur le pied en hyperextension, le pied doit fatalement se trouver projeté en dedans. En effet, l'extrémité antérieure des deux premiers métatarsiens, dépasse notablement en avant celles des trois derniers, qui s'avancent d'autant moins qu'ils sont plus externes. Il est, par suite, facile de comprendre que dans une chute sur l'extrémité de ces os, lorsque le pied fait une ligne droite avec les os de la jambe, on observera fatalement la déviation du pied en dedans, puisque l'extrémité de son métatarse est oblique d'arrière en avant et de dedans en dehors. »

D'un autre côté, si l'adduction et l'hypérextension sont souvent combinées, il en est de même de la flexion forcée et de l'abduction. Dans une chute sur la plante du pied, le pied étant en flexion, s'il porte d'abord sur le sol par son bord interne, il y aura, en même temps qu'une flexion exagérée, un renversement du pied en dehors.

§ 2. **Entorse chronique**.

A côté de cette entorse, produite par un traumatisme violent, généralement unique, il existe une autre variété d'entorse que l'on peut appeler chronique. C'est à cette lésion que sont dues un certain nombre d'affections, peu connues jusqu'à ces dernières années et que l'on désignait en médecine militaire sous le nom de pied forcé. Souvent, en effet, à la suite d'une marche prolongée, les soldats se plaignaient d'une douleur, localisée à la région métatarsienne, et tarso-métatarsienne, douleur accompagnée d'un œdème plus ou moins prononcé de cette région, rendant difficile le port de la chaussure et nécessitant plusieurs jours de repos. De nombreuses hypothèses furent émises pour expliquer la nature et la pathogénie de cette affection, successivement appelée périostite-ostéoplasique, ostéo-périostite rhumatismale, puis entorse métatarsienne des fantassins, par M. le professeur Nimier, du Val-de-Grâce, dans un très important article, publié dans les *Archives de médecine militaire* de juin 1893. Avec l'aide de la radiographie, on reconnut que souvent cette lésion était due à une ou plusieurs fractures métatarsiennes, et M le professeur Nimier, dans un second article, publié en 1895, donnait de ce mécanisme une très exacte explication. Mais il n'en reste pas moins vrai que, dans des cas encore nombreux de pied forcé, on n'a pu déceler de traces de fractures. Sur seize observations, relevées par MM. les médecins-majors Boisson et Chapolot, et publiées dans un très intéressant mémoire sur le pied forcé (*Archives de médecine militaire* de 1899), on ne rencontre en effet, que neuf cas de fractures métatarsiennes. Dans les sept autres cas, on doit donc invoquer le mécanisme de l'entorse. Mais cette entorse n'intéresse pas exclusivement les ligaments tarso-métatarsiens. Elle s'étend au contraire aux ligaments inter-métartasiens et même métatarso-phalangiens. D'où le nom d'entorse méta-tarsienne que lui donne M. le professeur Nimier.

Et d'abord, il est facile de comprendre que, si une violence s'exerçant brusquement sur le pied, peut amener la déchirure des ligaments tarso-métatarsiens, une action répétée et prolongée, qui fatigue ces mêmes ligaments, peut aboutir au même résultat, tout au moins à leur relâchement, favorisant des déchirures partielles. La pathogénie de cette affection a été étudiée dans ces détails par M. le professeur Nimier, dans l'article que nous avons cité plus haut et auquel nous ferons de larges emprunts.

Pour M. Poulet, le rhumatisme était la cause première de la lésion ; la fatigue de la marche n'était, en somme, qu'une cause prédisposante ; mais, l'observation prouve que cette affection survient fréquemment sur des sujets, dont les antécédents héréditaires ou personnels sont absolument indemnes d'arthritisme. M. Pauzat, dans un article publié en 1887, donne de cette lésion une pathogénie plus séduisante. Pour lui, la cause en résiderait dans la chaussure. Voici l'explication qu'il donne de ce mécanisme : « Si l'on veut bien examiner un soulier qui a quelque temps d'usage, on remarquera qu'il s'est formé sur le milieu de l'empeigne, un ou plusieurs sillons transversaux, qui sont d'autant plus marqués que la chaussure est faite avec un cuir épais et qu'elle a servi pour des marches plus longues. Les chaussures militaires remplissant ces conditions, présentent toujours à la place indiquée un sillon très profond et qui répondrait chez chacun de nos blessés, à une ligne menée transversalement un peu en arrière, de la tête des métatarsiens. A chaque pas, ce sillon se creuse pendant l'élévation du pied ; il s'efface en partie, quand le pied est en l'air : par conséquent, le cuir qui est au fond de ce sillon et celui qui fait immédiatement suite frottent à chaque pas sur le plan des métatarsiens sous-jacents. La violence de ce frottement augmente avec la longueur de la marche et la fatigue des hommes. Car le sillon se creuse d'autant plus profondément que le pas est traînant. Il y a donc là une action traumatique, répétée un grand nombre de fois, qui n'est pas sentie par le marcheur et qui s'exerce à travers les parties molles restant saines, sur les parties de la région, c'est-à-dire sur les métatarsiens ». Mais, M. Pauzat reconnaît lui-même que, bien souvent, les malades ne se plaignent pas de leurs chaussures. D'un autre côté, si on examine les sillons de l'empeigne, on voit qu'ils ne répondent pas à la ligne douloureuse. Et puis, les téguments seraient-ils indemnes, si la lésion s'était produite par ce mécanisme ? Il fallait donc chercher une autre pathogénie. C'est ce qu'a fait M. Martin, pour qui la lésion est due « à un affaiblissement des ligaments plantaires et compression entre le sol et le poids du corps d'une partie du pied. »

A cette influence, Weisbach et Breithaupt, deux médecins militaires allemands, joignent l'influence de la chaussure. Pour eux, le cuir mouillé, puis séché par le soleil durcit et la partie antérieure de la semelle se relève, portant ainsi l'extrémité du pied en hyperextension. De cette façon, la face plantaire exagère sa courbure antéro-postérieure, et la voûte ainsi formée repose sur deux piliers : l'un postérieur constitué par le calcanéum, et l'autre antérieur, formé par la tête des cinq métatarsiens. Quand le sujet marche, dans chaque mouvement du pied, le poids du corps pèse sur ces deux piliers de la voûte : le postérieur résiste, mais l'antérieur, composé d'articulations multiples subit des tiraillements qui élargissent les interlignes et fatiguent ainsi les ligaments interarticulaires. Ce sont les ligaments intermétatarsiens qui souffrent le plus, mais les ligaments tarsométatarsiens sont aussi soumis à ces traumatismes répétés.

Mais, pourquoi la lésion porte-t-elle surtout au niveau des 2e, 3e et 4e métatarsiens, c'est-à-dire vers le milieu de l'interligne, tandis que généralement ses deux extrémités sont indemnes ? Voici l'explication que nous en donne M. le professeur Nimier : « Dans la position de repos du pied, son bord interne est relevé et pour que, dans la marche, il tombe à plat sur le sol, il faut l'intervention des muscles péroniers. Or, si la marche se prolonge, ces muscles se fatiguent, ainsi que le prouve l'irradiation douloureuse dans le mollet, signalée tout particulièrement par Breithaupt chez les malades. Les péroniers fatigués, le pied frappe à faux sur le sol : son bord externe supporte le premier choc, mais le squelette du pied comporte deux systèmes : l'un interne scaphoïdien, constitué par le calcanéum, l'astragale, le scaphoïde, les trois cunéiformes et les trois premiers métatarsiens ; le second, externe cuboïdien, formé par le calcanéum, le cuboïde et les deux derniers métatarsiens. Quand, par suite de la fatigue des péroniers, le pied frappe le sol de son bord externe, le système cuboïdien supporte le premier effort ; puis, sous l'action même du poids du corps, la partie interne du pied s'abaisse et son squelette propre remplit son rôle. Mais de là résulte une complexité plus grande des mouvements articulaires qui permettent l'allongement et surtout l'élargissement de la voûte osseuse. De là, par suite, des tiraillements exagérés des moyens d'union des deux systèmes, ce qui explique la localisation des désordres consécutifs de chaque côté de leur limite commune, c'est-à-dire sur les 3e et 4e métatarsiens. Que le deuxième soit lésé, la raison s'en trouve dans cette particularité, que dépassant en longueur le troisième, il transmet au sol avant lui et plus que lui, le poids du corps. Il tend à s'écarter du premier comme le troisième s'écarte de lui. De là des tiraillements pour les parties molles qui s'insèrent sur le périoste des deux faces de ces os, et les désordres habituels d'œdème et de périostite. «

Si le plus souvent les métatarsiens extrêmes sont indemnes, ils le doivent à leur disposition anatomique qui les met à l'abri des pressions répétées. Le cinquième métatarsien est assez libre et la laxité de ses ligaments explique comment il se dérobe pour ainsi dire dans les mouvements successifs des articulations tarso-métatarsiennes et inter-métatarsiennes. Ces ligaments étant peu tendus auront par conséquent moins à souffrir que s'ils étaient continuellement en action, comme cela a lieu pour les autres articulations de l'interligne. Quant au premier métatarsien, solidement fixé au tarse, il ne dévie pas latéralement dans les mouvements du pied ; ses ligaments sont donc par le fait peu exposés aux chocs répétés de la marche.

Telle est, d'après M. le professeur Nimier, la pathogénie de cette entorse chronique, qui constitue dans de nombreux cas la lésion du pied forcé. Dans une autre variété de cas, la radiographie a mis en évidence des fractures métatarsiennes qui peuvent exister isolément ou compliquer l'entorse,

§ 3. **Entorses accompagnées de fractures de métatarsiens.**

Dans un nouvel article publié dans les *Archives de médecine militaire* de 1898, et dont il a été parlé plus haut, M. le professeur Nimier revient sur le mécanisme du pied forcé. Et il constate, commentant les études de deux médecins de l'armée allemande, les Drs Schulte et Stechon, publiées dans les *Archiv für Clinische Chirurgie* et le *Deutsche Militärtzlische Zeitschrift* que souvent cette lésion est accompagnée de fractures des métatarsiens moyens et, en particulier, du deuxième. MM. les médecins majors Boisson et Chapotot, dans le mémoire cité plus haut, apportent seize observations, toutes contrôlées par la radiographie. Dans neuf de ces observations ils ont reconnu des fractures, siégeant plus particulièrement sur le deuxième métatarsien et intéressant presque exclusivement sa diaphyse. Et voici l'explication qu'ils donnent de la fréquence de cette lésion.

Le deuxième métatarsien doit à sa situation anatomique si spéciale d'être si souvent atteint. Nous savons en effet que ses mouvements sont très obscurs, car il est relié au tarse par des ligaments puissants. Le premier métatarsien est, de son côté, solidement maintenu par les muscles et tendons qui prennent leurs insertions sur lui ou sur le premier cunéiforme, lui assurant, pour ainsi dire, l'appui « d'une véritable sangle tendineuse ». Mais, quand par suite de mouvements prolongés et répétés, survient la fatigue de ces muscles et tendons, le premier métatarsien qui, par lui-même, est assez mobile sur le premier cunéiforme, tend à se dérober en haut et, par conséquent, il laisse la résistance du sol agir presque exclusivement sur la tête du deuxième métatarsien. « Ce dernier, en raison de sa longueur, de sa gracilité et de sa proximité du bord interne du pied, se trouve, fixé qu'il est à son extrémité tarsienne, dans les conditions voulues, pour être brisé par le mécanisme du levier du deuxième genre. » Mais si le deuxième métatarsien vient à céder, la résistance du sol, à son défaut, porte sur le troisième puis sur le quatrième. C'est ce que la radiographie a démontré dans une des observations consignées dans le mémoire de MM. Boisson et Chapotot. On voyait en effet un cal ancien sur le deuxième métatarsien et une fracture récente sur le troisième.

Dans l'entorse brusque, par traumatisme unique, on rencontre aussi fréquemment une fracture métatarsienne, intéressant presque toujours le deuxième métatarsien. Les mécanismes qui la produisent sont à peu près les mêmes que ceux invoqués pour la pathogénie de l'entorse simple. Supposons d'abord la chute sur la pointe du pied, ce dernier étant en hyperextension, chute qui se produit fréquemment dans le saut et les exercices de manège. Dans ce mouvement, l'avant-pied se trouve déprimé et la voûte plantaire exagère sa convexité antéro-postérieure. Les mouvements de glissement des articulations tarso-métatarsiennes étant très peu développés, il se produit le plus souvent un tiraillement des ligaments dorsaux qui cèdent. Si la violence persiste, l'avant-pied continue de son côté à s'abaisser. Mais dans ce mouvement d'abaissement, il est arrêté par la tête du deuxième métatarsien, qui, enclavée dans la mortaise cunéenne, limite, comme nous le savons, les mouvements de l'articulation. Ou bien les ligaments interosseux cèdent et on a une entorse plus grave, parfois même une luxation, ou bien au contraire ils résistent et alors la tête du métatarsien cède, occasionnant une fracture de l'os, qui se produit à l'endroit où le métatarsien est le plus grêle, c'est-à-dire au niveau de son tiers moyen. Dans certains cas, où les ligaments sont particulièrement résistants, la fracture se produit par ce même mécanisme sans qu'il y ait d'entorse. On peut donc dire que la production de l'entorse ou de la fracture est liée en grande partie à la force de résistance des ligaments. Une même violence amènera tantôt l'une, tantôt l'autre, tantôt même les deux. Pour expliquer le mécanisme de ces lésions, il faut donc tenir un grand compte de la solidité de ces ligaments, qui est très variable, comme nous avons déjà eu l'occasion de le faire remarquer.

Il en sera de même dans l'aplatissement de la voûte plantaire, phénomène qui se produit beaucoup plus rarement que le précédent. Nous savons en effet, que la concavité plantaire est tapissée par une épaisse couche musculaire et membraneuse qui lui forme comme une sangle. Les ligaments plantaires sont de leur côté beaucoup plus épais que les ligaments dorsaux. Cependant, une chute sur l'extrémité antérieure de la plante du pied peut parfaitement produire une déchirure de ces ligaments et une fracture du deuxième métatarsien, par un mécanisme exactement opposé au précédent. Quoi qu'il en soit, nous n'en avons pas relevé d'observations. C'est donc une pure hypothèse que nous venons d'exposer.

Dans les chutes de cheval, lorsque le pied reste pris dans l'étrier, que l'avant-pied subit ce mouvement d'abduction avec torsion en dehors, dont il a été question à propos de la pathogénie de l'entorse, il se produit fréquemment une fracture du deuxième métatarsien. Comme les ligaments dorsaux et plantaires qui unissent le premier cunéiforme au premier métatarsien sont assez lâches, ils se laissent facilement distendre et s'écartent; la tête du deuxième métatarsien, enclavée dans la mortaise cunéenne et absolument dépourvue de mouvements de latéralité est, par conséquent, la première à supporter l'action du choc : elle ne peut fuir et la fracture se produit. Dans le mécanisme contraire, c'est-à-dire dans l'adduction avec renversement de la pointe du pied en dedans, il faut nécessairement une violence beaucoup plus forte, capable de briser avant de venir s'exercer sur elle tous les ligaments qui unissent les derniers métatarsiens au cuboïde et au troisième cunéiforme. Aussi, cette variété de fracture est-elle rare, et le traumatisme s'épuise généralement sur ces ligaments, produisant l'entorse simple.

Plus rarement l'entorse tarso-métatarsienne est accompagnée de fractures des autres métatarsiens. Les métatarsiens extrêmes, en particulier le cinquième, sont cependant exposés à se briser, lorsque l'avant-pied est porté brusquement en dedans ou en dehors, tout en subissant un mouvement de torsion. Mais nous croyons que, dans ce cas, il s'exerce une action directe sur l'os et que la fracture est un phénomène qui accompagne l'entorse, mais se produit par un mécanisme différent. C'est ce que nous observons dans l'observation VI. Nous y voyons en effet une fracture de la tête du cinquième métatarsien, accompagnée d'entorse de la partie externe de l'interligne de Lisfranc. Mais le pied du malade avait subi une torsion qui avait porté sa pointe en dedans.

Dans ce mouvement, l'os avait porté directement sur le sol, et il est probable que c'est à ce choc direct qu'était due la fracture.

§ 4. Entorses accompagnant les luxations tarso-métatarsiennes.

Il est facile de comprendre que dans une articulation aussi serrée que l'articulation de Lisfranc, il ne puisse guère y avoir de déplacement notable des surfaces articulaires sans déchirements plus ou moins étendus des ligaments qui les tiennent rapprochées. Sans entrer dans l'étude des différents mécanismes des luxations tarso-métatarsiennes, nous allons passer en revue leurs variétés les plus communes qui s'accompagnent le plus souvent d'entorses.

Parmi les luxations isolées, la plus fréquente est celle du premier métatarsien ; elle se fait toujours en haut et est toujours incomplète. Nous, savons en effet, que les attaches cunéo-métatarsiennes sont relativement lâches à ce niveau. Une chute de haut sur les pieds, ou bien une chute de cheval avec pression directe de bas en haut de l'étrier au niveau de l'extrémité postérieure du métatarsien en sont les causes les plus fréquentes. Dans ce traumatisme, les ligaments doivent forcément subir des tiraillements, puis céder. Nous en avons pour preuve la douleur qu'accusent les malades au moment de l'accident, douleur qui loin d'être localisée au seul interligne du premier métatarsien et du premier cunéiforme, s'étend le plus souvent aux articulations voisines et gagne même parfois l'interligne tout entier. Hardy a noté cette douleur gagnant jusqu'aux interlignes cunéens, dans presque toutes les luxations du premier métatarsien ; et il conclut à l'entorse qui accompagne ces luxations. Rebb. Duprez, dans les observations qu'ils ont publiées, insistent également sur cette entorse qui est pour ainsi dire la règle. Les autres luxations isolées sont rares et ne nous intéressent pas.

Deux métatarsiens peuvent se luxer sur le tarse, sans que les autres subissent de modifications dans leur situation. Le quatrième et le cinquième se luxent le plus souvent, mais cette lésion n'entraîne généralement pas de changements dans la structure des ligaments, dont on connaît à ce niveau la laxité. Il n'en sera pas de même dans une luxation simultanée des deux premiers métatarsiens : une seule observation en est connue et elle est due à Marit. Nous y voyons que, bien qu'incomplète, cette luxation est accompagnée de graves désordres, dont les ligaments tarso-métatarsiens sont le siège. On sait, en effet, quelle est la situation du deuxième métatarsien par rapport au tarse, quelles étroites connexions l'y rattachent et combien sont limités ses mouvements. Si donc une violence quelconque exagère ces mouvements au point de le luxer, ces ligaments et, en particulier le ligament interosseux de Lisfranc, seront fortement endommagés. D'ailleurs, si, comme nous l'avons vu précédemment, la luxation isolée du premier métatarsien est accompagnée d'entorse, *a fortiori* celle des deux premiers entraînera des désordres graves au niveau des ligaments tarso-métatarsiens. Il en est de même dans la luxation simultanée de trois métatarsiens ou même de quatre, comme Demarquay en a observé un cas.

Mais l'entorse la plus grave est celle qui accompagne la luxation totale du métatarse sur le tarse. Elle n'est pas très fréquente, mais on en cite cependant quelques cas. Ces luxations sont dues généralement à de violents traumatismes. Elles peuvent se produire en dedans, en dehors ou en bas, mais les plus importantes sont les luxations en haut. Nous en trouvons trois relatées dans le *Dictionnaire de médecine et de chirurgie* de Jaccoud. Dans la première, due à Delort, et contrôlée à l'autopsie, les ligaments tarso-métatarsiens étaient rompus en totalité. Dans les deux autres, dues à Machenaud et à Lagrange, les ligaments dorsaux et interosseux étaient en partie rompus, mais les ligaments plantaires demeuraient intacts.

Nous en avons fini avec la pathogénie des diverses entorses tarso métatarsiennes et de leurs complications les plus fréquentes, fractures et luxations. Nous allons donner maintenant les symptômes qui permettent de les reconnaître.

CHAPITRE III

SYMPTOMES ET DIAGNOSTIC

§ 1. **Symptomatologie.**

Nous nous appuierons pour l'exposition des symptômes qui permettent de diagnostiquer l'entorse tarso-métatarsienne sur les observations que nous avons pu réunir. Elles renferment, en effet, la plupart des signes qui servent à la reconnaître et empêchent de la confondre avec les affections d'une autre nature, intéressant la même région.

Le premier et le plus important de ces signes est l'élément *douleur*. Cette douleur peut être spontanée ou provoquée. Spontanée, elle est excessivement variable. Tantôt très légère, au moment de l'accident, elle permet au malade de continuer à marcher, comme nous en voyons un exemple dans l'observation VI, où le malade pût faire à pied en s'appuyant sur le talon, le long trajet de la Gare du Nord à l'École militaire ; tantôt très vive dès le premier instant, elle ne permet même pas au malade de se relever et, dans deux de nos observations, nous voyons combien l'enlèvement de la chaussure fut pénible, le moindre mouvement réveillant de violentes douleurs. Dans tous les cas (et il en est de même dans la plupart des entorses des autres articulations), la douleur ne tarde pas à s'exaspérer, et généralement le soir de l'accident, elle devient lancinante, empêchant tout sommeil. Il en est de même de la douleur provoquée, qui varie d'intensité avec la variété et l'étendue de la lésion. C'est ainsi que, chez le malade de l'observation II, elle demandait à être recherchée avec soin, et c'est à peine si on trouvait sur la face dorsale du pied trois points douloureux : l'un siégeant au niveau du bord interne du pied, à la région moyenne environ ; le second, au milieu de la face dorsale et le troisième au niveau de la tête des premier et deuxième métatarsiens. Dans un autre cas, elle siégeait uniquement sur l'extrémité externe de l'interligne répondant à l'articulation métatarso-cuboïdienne. Enfin, dans d'autres cas, elle s'étend à tout l'interligne et même le long des métatarsiens. On peut aussi déterminer de la douleur, localisée par le malade au niveau de cet interligne en exerçant des pressions à distance sur les métatarsiens et même sur les orteils, ou par la percussion de ces os. La face dorsale du pied toute entière devient douloureuse lorsque la lésion est grave. L'intensité de la douleur provoquée est, en effet, aussi variable que son siège. Le malade supporte parfois très bien une pression, même profonde ; d'autres fois, la pression modérée est peu douloureuse, tandis que la pression profonde, surtout au niveau des têtes des métatarsiens, est excessivement pénible. Enfin, on peut avoir une très grande hypersensibilité qui rend l'examen de la région très difficile.

Si on imprime à l'avant-pied des mouvements de flexion ou d'extension, on détermine généralement de la douleur au niveau de l'interligne. Tantôt la flexion et l'extension demandent à être poussées assez loin pour devenir douloureuses, tantôt le moindre mouvement devient très pénible pour le malade. Il ne faut pas croire que la douleur localisée sur les têtes métatarsiennes soit un signe de fractures de ces os : car souvent il existe à ce niveau des arrachements osseux qui peuvent la déterminer. Il faut des signes plus précis pour porter le diagnostic de fracture.

La douleur entraîne souvent l'*impotence fonctionnelle*. Le malade ne peut plus faire aucun mouvement de flexion ou d'extension des orteils. Il immobilise même, tant elle est vive, les autres articulations du pied : la médio-tarsienne et la tibio-tarsienne. Mais le plus souvent l'impotence fonctionnelle n'est pas complète ; la douleur apparaissant seulement dans les mouvements brusques ou forcés du pied ; le malade de l'observation VI put fournir une longue marche après l'accident. Il est vrai que dans ce cas, il immobilisait son pied antérieur et marchait uniquement sur le talon. Si on lui avait fait appuyer sur le sol la plante du pied, il est probable que la douleur aurait été beaucoup plus vive. Néanmoins, l'impotence fonctionnelle est généralement plus marquée dans l'entorse que dans la fracture.

Si on examine un pied atteint d'entorse tarso-métatarsienne, on ne constate jamais *de déformation* de cet organe, dans sa direction et ses rapports. Il reste toujours dans l'axe de la jambe comme le mentionnent la plupart de nos observations, et n'est jamais dévié en dedans, ni en dehors. Mais, par contre, il est presque toujours fortement tuméfié. Sa face dorsale est le siège le plus fréquent de cette tuméfaction, dont l'étendue est très variable. Elle survient généralement peu de temps après le traumatisme et dans un cas, nous l'avons vue déjà considérable un quart d'heure après l'accident. Le plus souvent ce gonflement s'étend depuis la racine des orteils jusqu'au cou-de-pied, ne dépassant guère les bords externe et interne pour gagner la face plantaire. Lorsque l'entorse siège en un point seulement de l'interligne, c'est à ce niveau que la tuméfaction est le plus prononcée. L'œdème est dû à une réaction inflammatoire du tissu cellulaire. Il peut être superficiel, mais le plus souvent on constate qu'il donne une sensation pâteuse et une sorte de fluctuation profonde. La saillie formée sur le dos du pied par les tendons des extenseurs ne tarde pas à disparaître. On constate également, si on touche la partie tuméfiée une élévation de température qui est très variable.

Il en est de même de la *coloration* de la peau. Parfois normale elle est le plus souvent rouge et paraît enflammée. Les ecchymoses ne sont pas rares, bien que moins fréquentes et surtout moins étendues que dans les fractures des métatarsiens. Dans deux de nos observations nous n'en trouvons pas trace. Dans une autre observation, il n'en existe qu'une, horizontale, située au-dessous de la malléole externe et qui semble due à la fracture du cinquième métatarsien plutôt qu'à l'entorse. Dans deux autres observations nous voyons, au contraire sur la face dorsale de larges ecchymoses , s'étendant depuis la racine des orteils, jusqu'à l'interligne tarso-métatarsien et même jusqu'au cou-de-pied. On rencontre aussi à la face plantaire deux ecchymoses qui sont pour ainsi dire à cheval sur l'interligne tarso-métatarsien.

Bref, de tous ces signes le plus important est la douleur déterminée par la pression au niveau de l'interligne. La radiographie est venue apporter un grand secours à la clinique. Presque toutes les observations que nous avons recueillies avaient été contrôlées par elle. Quand l'absence de fracture apparaît d'une façon évidente, le diagnostic de l'entorse se fait presque de lui-même.

L'ensemble de ces symptômes nous servira à discuter les différents diagnostics qui peuvent se présenter en clinique, lorsqu'on a devant les yeux une entorse tarso-métatarsienne, et à reconnaître cette lésion, au milieu des affections très nombreuses dont le pied peut être le siège.

OBSERVATION II (inédite.)

Due à la bienveillance de M. le Dr Thévenot.
(Clinique chirurgicale de M. le professeur Poncet.)

G... Jean-Baptiste, trente-trois ans, meunier, entre à l'hôpital le 17 janvier 1901 pour un traumatisme survenu dans les conditions suivantes : il portait sur ses épaules un sac de blé de 125 kilogrammes et gravissait un plateau situé sur un plan incliné et appuyé à l'arrière d'un camion. Arrivé au milieu du plateau, celui-ci se brisa et le malade tomba d'une hauteur d'1 mètre. Mais le fragment antérieur du plateau vint toucher terre par son trait de fracture, se trouvant ainsi appuyé par les deux extrémités. Alors le pied droit malade, en arrivant à terre, heurta, par la partie antérieure de la plante, le trait de fracture du fragment antérieur du plateau, de telle sorte que le talon touchant le sol, l'avant-pied opéra un redressement forcé. Le malade tomba ensuite avec son fardeau qu'il rejeta à côté de lui.

Examen du malade. — A son entrée à l'hôpital, on constate un gonflement du pied, marqué surtout à la région dorsale. Le pied peut opérer des mouvements de flexion, d'extension et de latéralité, sans douleur notable. Pas de position vicieuse du pied.

A la palpation, on trouve surtout trois points où la douleur est très marquée : un au niveau du bord interne du pied, à sa partie moyenne environ ; un autre à la région dorsale, à son milieu. Le troisième répondait aux têtes des premier et deuxième métatarsiens. La pression pratiquée sur les orteils décèle l'existence de douleurs à distance, pour les trois premiers orteils seulement. Ce procédé d'investigation est nul pour le quatrième et le cinquième orteils. On ne note aucune ecchymose. Pas de fièvre. A la radiographie, on ne voit ni fractures, ni luxations.

OBSERVATION III (inédite).

Due à la bienveillance de M. le médecin-major Jacob.
(Hôpital militaire Desgenettes, salle 10.)

A... Marius, cavalier au 2e dragons, âgé de vingt-trois ans, entre le 28 mai 1901 à l'hôpital pour un traumatisme du pied.

Historique. — Le malade étant de corvée se trouvait occupé à pousser un fourgon aux roues de devant, lorsque son pied ayant glissé s'est trouvé pris sous une des roues de derrière ; la roue a été calée et ne passa pas sur le pied ; le pied a été porté en extension forcée sur la jambe. Le malade ressentit un craquement, tomba à terre. Il fut relevé par son camarade qui lui enleva sa botte avec beaucoup de peine. Pendant la nuit qui suivit, il ressentit de violentes douleurs dans le pied, qui l'empêchèrent de dormir.

Examen du malade. — On ne note pas de déformation, mais un gonflement occupant tout le dos du pied, limité aux bords interne et externe sur le côté, à la racine des orteils en avant, et en arrière au cou-de-pied. Aucun signe sur la peau ; pas d'echymose. Pas de traces de phénomènes inflammatoires. A la plante du pied, rien d'anormal.

A la palpation générale, on détermine de la douleur suivant les points. Légère élévation de température du membre droit sur le membre gauche qui est sain. L'œdème paraît assez dur, pas fluctuant. Pas de déformations, pas de saillies, ni de méplats anormaux.

A la palpation particulière, les muscles et tendons paraissent intacts, mais disparaissent au milieu de l'inflammation œdémateuse. Leur palpation superficielle et légère ne cause pas de douleur et les mouvements des orteils sont conservés, quoique un peu affaiblis pour les derniers orteils. La palpation profonde donne les résultats suivants : pression légère et superficielle non douloureuse ; pression profonde en suivant les crêtes des métatarsiens donne peu de douleur pour les premier et deuxième métatarsiens. Cette légère douleur semble siéger au niveau de la tête. Pour le troisième et le quatrième, points douloureux au niveau du tiers supérieur et au niveau de l'interligne de Lisfranc. La pression sur les têtes métatarsiennes donne au niveau de l'interligne tarso-métatarsien, surtout pour les deuxième, troisième et quatrième, une légère douleur.

A la face plantaire, la pression détermine de la douleur au même niveau.

Les mouvements spontanés sont possibles pour le premier orteil, n'existent pas pour les autres. Les mouvements provoqués sont douloureux, la douleur est nettement accusée par le malade au niveau de l'interligne tarso-métatarsien.

Traitement. — Bains locaux. Ils soulagent le malade qui quitte l'hôpital le 18 juin.

L'examen radiographique ne montre ni fracture ni luxation.

OBSERVATION IV (inédite).

Due à la bienveillance de M. le médecin-major Jacob.
(Hôpital militaire Desgenettes, salle 6.)

C..., cavalier au 2e dragons, âgé de vingt-trois ans, entre à l'hôpital le 15 décembre 1900 pour un traumatisme du pied.

Historique. — Le malade étant à cheval dans une rue est tombé avec sa monture. Il eut le temps de dégager l'étrier, mais le bout du pied gauche portant sur le sol, le poids du cheval appuyant sur le talon, la partie antérieure du pied fut mise en hyperextension. Le malade est très affirmatif sur ces détails. Une fois dégagé, il ne put marcher, la douleur était très forte, le gonflement général au bout d'un quart d'heure; la coloration de la peau était rouge.

Examen du malade. — Au pied gauche, pas de déviation, déformation de la partie antérieure du pied par suite d'un gonflement s'étendant de la racine des orteils à l'articulation du cou-de-pied; ce gonflement n'est pas très considérable. Teinte générale verdâtre. A la plante du pied, deux ecchymoses : l'une à la partie moyenne du bord interne, mais ne remontant pas sur la face dorsale; l'autre à la partie médiane de la plante. Le malade peut faire des mouvements de flexion et d'extension du pied. Le mouvement de rotation est un peu limité. Il en est de même des mouvements des orteils.

La palpation générale montre une légère élévation de température, un empâtement général, mais peu important; une douleur profonde particulièrement limitée à la partie interne du tarse. En suivant le bord interne du pied, à partir du gros orteil, on arrive à trouver le tubercule de Lisfranc et en arrière l'astragale. On remarque que la douleur est particulièrement vive en avant du tubercule. Au bord externe, on trouve de même l'interligne de l'articulation de Lisfranc. Pas de déviation, pas de déformation, pas de douleur. Ligne douloureuse sur le trajet de l'interligne, sans localisation précise et limitée. Les ecchymoses signalées à la face plantaire se tiennent à cheval sur l'interligne. Pas de saillies anormales aux faces plantaire et dorsale. Pas de crépitation, pas de douleur localisée.

Les mouvements provoqués des orteils sont un peu douloureux. Le choc sur les extrémités anterieures du métatarsien ne révèle pas de douleur plus vive.

Traitement. — Massages, repos, bandage roulé et ouaté.

Le malade sort de l'hôpital le 9 février 1901.

Une radiographie accompagne l'observation. Elle permet de constater l'intégrité absolue du squelette.

OBSERVATION V (inédite).

(Due à la bienveillance de M. le professeur Nimier.)
(Hôpital du Val-de-Grâce. — Clinique chirurgicale de M. le professeur Nimier.)

B..., soldat à la 22e section d'infirmiers, âgé de vingt-deux ans, entre à l'hôpital le 25 août 1898 pour un traumatisme du pied. Le 25 août, descendant l'escalier avec un seau d'eau, il tombe et la plante du pied se renverse en dedans. Il ne peut marcher après l'accident.

Examen du malade. — Gonflement prononcé surtout à la face dorsale du pied, du côté externe, au niveau des métatarsiens. Ecchymose horizontale au-dessous de la malléole externe. Pas de douleur à la pression du péroné. Pas de douleur au niveau de l'interligne de l'articulation péronéo-tibiale inférieure, ni au niveau du ligament latéral externe de l'articulation tibio-tarsienne. Légère douleur au niveau de la face externe de l'interligne métatarso-cuboïdien. La douleur est particulièrement vive au niveau de l'extrémité postérieure du cinquième métatarsien. Elle est réveillée par la pression et les mouvements qui semblent plus étendus que normalement. Rien du côté du bord interne du cou-de-pied.

Il sort de l'hôpital le 8 septembre 1898.

OBSERVATION VI (inédite).

(Due à la bienveillance de M. le professeur Nimier.)
(Hôpital du Val-de-Grâce. — Clinique chirurgicale de M. le professeur Nimier.)

B..., cavalier de 2e classe au 21e escadron du train, âgé de vingt-trois ans, rentre à l'hôpital le 4 avril 1899 pour un traumatisme du pied. Le malade, en opérant le débarquement de son cheval à la gare du Nord, fit un faux pas. Le pied gauche se tordit en dedans. Il ressentit une douleur violente dans le pied gauche. Il ne tomba pas et malgré la douleur put regagner à pied l'Ecole militaire.

A son arrivée, son pied était très tuméfié et il ne put que difficilement enlever sa chaussure. Pas de coloration anormale des téguments. Le lendemain matin, il ne pouvait remuer le pied. Une ecchymose était apparue pendant la nuit sur la face dorsale du pied.

Entrée à l'infirmerie le 2 avril, il y reste deux jours et demi et est soigné par les pansements humides.

Examen du malade. — Inspection : il n'y a aucune déviation du pied avec l'axe de la jambe. Les malléoles paraissent avoir leurs rapports normaux. On remarque seulement une tuméfaction légère, diffuse, s'étendant à peu près à toute la face dorsale du pied, mais un peu plus prononcée au-dessous de la malléole externe et au niveau des deuxième et troisième métatarsiens. Disparition de la saillie des extenseurs. Ecchymose depuis la racine des orteils jusqu'au niveau de l'articulation médio-tarsienne.

A la plante, léger abaissement de la voûte plantaire et ecchymose à la partie externe correspondant au cinquième métatarsien.

Palpation. Léger œdème, douleur sur tout l'avant-pied, mais surtout au niveau de l'interligne tarso-métatarsien, sauf au niveau du premier métatarsien.

Si on suit les métatarsiens, la douleur n'est pas plus vive à un endroit qu'à un autre, sauf au niveau de la tête du cinquième métatarsien, où l'on remarque une saillie anormale.

Mouvements. — Les mouvements imprimés à l'articulation de Lisfranc sont douloureux. L'extension et la flexion moyennes des orteils ne sont pas douloureuses ; si on force, la douleur apparaît. L'articulation médio-tarsienne est sensible, mais non franchement douloureuse.

Pendant la marche, le malade appuie le talon sur le sol et évite de faire reposer le bord externe de son pied.

Le malade sort le 22 avril 1899. Il n'a plus de douleur à la pression, la marche n'est plus pénible.

§ 2. **Diagnostic**.

Le diagnostic de l'entorse tarso-métatarsienne doit être fait avec les affections traumatiques intéressant la même région et ensuite avec les affections d'ordre général qui peuvent s'y localiser. Nous ne dirons qu'un mot de la *contusion* simple des parties molles qui recouvrent le pied. Ses symptômes sont, en général, assez vagues. La douleur, le plus souvent diffuse, n'est jamais localisée en un point précis, siégeant au niveau de l'interligne de Lisfranc. Les ecchymoses, quand elles existent, n'ont pas non plus de siège précis, et ne suivent pas la direction de l'interligne. Les mouvements sont conservés et on peut s'assurer que l'articulation est indemne en en faisant accomplir quelques-uns à l'avant-pied. S'ils réveillent de la douleur, cette douleur est plus superficielle et n'est pas localisée par le malade à l'articulation. Enfin, le mécanisme qui produit la contusion n'est pas celui de l'entorse. Dans ce dernier cas, on peut presque toujours invoquer un mouvement forcé ou anormal; dans la contusion, ce sont plutôt des traumatismes directs qui entrent en ligne. Il se produit, en somme, un écrasement des tissus pris entre la force qui s'exerce et la résistance que lui oppose le squelette du pied. La confusion de ces deux affections ne semble donc pas facile, au premier abord. Et pourtant, combien d'entorses de Lisfrancs ont passé inaperçues et ont été prises pour de simples contusions, parce que l'examen trop rapide n'avait pas permis de mettre en évidence cette douleur localisée et les différents symptômes qui la caractérisent ? C'est une erreur qui doit être évitée par un examen consciencieux.

Dans certains traumatismes du pied, on rencontre une rupture complète ou incomplète des nombreux tendons qui recouvrent la face dorsale du pied. Cette rupture immobilise souvent un ou plusieurs orteils et ne peut en imposer pour une entorse, car on reconnaît facilement à la palpation un point douloureux qui répond exactement à la ligne de séparation des deux segments tendineux. D'ailleurs, il est rare que cette lésion se produise exactement au niveau de l'interligne articulaire. Et puis, elle a généralement pour cause l'action directe d'un instrument contondant ou tranchant, qui vient heurter le pied au niveau où elle se produit, le diagnostic ne présente donc pas de difficultés.

On ne pourra pas non plus confondre l'entorse de Lisfranc avec les entorses des articulations voisines. Le siège de la douleur est en effet absolument variable avec le siège de l'entorse. Cependant plusieurs interlignes sont parfois intéressés par le même traumatisme. Et il est important de noter cette coïncidence, car bien souvent quand un malade se présente à notre examen, avec un traumatisme du pied, on recherche d'abord s'il y a une entorse tibio-tarsienne ou médio-tarsienne ; puis, ce diagnostic porté, on néglige d'explorer l'interligne de Lisfranc, oubliant qu'il est souvent intéressé par la violence qui vient s'épuiser sur lui après avoir lésé les autres grandes articulations du pied. Il n'est pas jusqu'aux articulations métatarso-phalangiennes et même inter-phalangiennes qui n'aient souvent à souffrir.

L'arthrite ne saurait être confondue avec l'entorse ; la violence des réactions inflammatoires, le craquement, l'extrême sensibilité de l'articulation imposent presque toujours le diagnostic. D'ailleurs, il est bien rare qu'elle survienne immédiatement après l'accident. Le plus souvent, c'est vingt-quatre heures après, qu'elle fait son apparition. Disons cependant qu'elle peut fréquemment accompagner et compliquer l'entorse, ce qui rend alors le diagnostic plus difficile. Elle est surtout une fréquente complication de l'entorse chronique, dont elle aggrave la lésion.

C'est avec la luxation tarso-métatarsienne et avec les fractures de métatarsiens qu'on est le plus souvent exposé à confondre l'entorse de Lisfranc. Nous avons vu que ces différentes lésions coexistent fréquemment et se compliquent mutuellement. Il existe cependant des cas assez nombreux où elles sont isolées, et leurs symptômes sont alors assez différents. La luxation se reconnaît facilement à la déformation du pied et à la saillie que forment les têtes métatarsiennes. Ces luxations ont généralement lieu en haut. Aussi, en explorant attentivement la face dorsale du pied, on rencontre cette saillie de la tête du métatarsien ou du métatarse tout entier. En arrière de cette saillie on sent une dépression caractéristique, due au dénivellement des os du pied. Cependant la tuméfaction qui accompagne la lésion rend parfois l'exploration difficile; aussi, est-on obligé d'avoir recours à d'autres signes. Ces signes nous sont fournis par l'immobilité du métatarse sur le tarse que l'on rencontre dans la luxation incomplète et qui est due à cette extension forcée des métatarsiens; ou bien par la mobilité anormale du métatarse qui accompagne la luxation complète. Enfin, actuellement, la radiographie nous rendra de précieux services.

La luxation médio-tarsienne ne saurait non plus être confondue avec l'entorse tarso-métatarsienne. Elle est en effet très facile à diagnostiquer grâce au raccourcissement très notable du pied et aussi à sa déformation qui, dans la plupart des cas, est à peu près celle du pied bot varus. On sent aussi, lorsqu'on se trouve en présence de cette lésion des saillies ou des dépressions dues au déplacement des différents os du tarse. D'ailleurs, quand on examine consciencieusement l'organe malade, si on prend soin de bien déterminer les points de repère de l'interligne de Lisfranc, et de localiser les symptômes, on écarte ainsi toutes chances d'erreur.

Dans le cas de fracture de métatarsiens, on a une douleur localisée en un point précis, répondant au trait de fracture qui siège généralement au niveau du tiers moyen de l'os. La douleur est souvent moins vive que dans l'entorse et la flexion ou l'extension du pied restent possibles. La percussion des métatarsiens et des phalanges est particulièrement pénible pour le malade. Mais les symptômes caractéristiques sont, outre l'ecchymose plus abondante que dans l'entorse, siégeant au niveau de la fracture, parallèlement à l'axe de l'os lésé, les mouvements anormaux que l'on peut imprimer au métatarsien et la crépitation, parfois perçue par le malade lui-même. Plus tard, le tissu osseux néoformé se sent au palper le long de la diaphyse de l'os et peut en imposer, dans certains cas, pour de l'ostéo-périostiste hypertrophique.

Ceci nous amène à parler du diagnostic de l'entorse avec l'ostéo-périostite et les autres maladies d'ordre plus général qui peuvent intéresser le pied. Nous ne dirons qu'un mot de l'ostéo-périostite traumatique. Tantôt plastique et nettement circonscrite, elle se reconnaît facilement à son développement relativement tardif, à la rougeur et à la modification des tissus, à l'empâtement profond et limité, et en même temps à la douleur exquise que réveille la pression. Les mouvements restent d'ailleurs entièrement libres, ce qui met en évidence l'intégrité de l'articulation. Tantôt diffuse elle s'accompagne de phénomènes locaux et généraux très graves, qui imposent le diagnostic. L'ostéomyélite des adolescents ne peut non plus se confondre avec l'entorse. Elle siège d'abord rarement au voisinage de l'articulation de Lisfranc. Souvent elle débute sans cause appréciable et, si on peut invoquer un traumatisme, ce n'est jamais que comme cause éloignée. Et puis, son début solennel, comme dans sa forme suraiguë, ou bien les prodromes qui précèdent généralement sa forme typhique ne permettent pas de la confondre avec une entorse, abstraction faite des symptômes locaux, qui ne se ressemblent cependant en rien.

Nous n'insisterons pas sur les signes qui servent à différencier de l'affection qui nous intéresse les arthrites rhumatismale, blennorragique ou tuberculeuse, siégeant au niveau de l'articulation de Lisfranc. Le plus souvent, dans ces différents cas, il n'y pas eu de traumatisme. Les antécédents héréditaires ou personnels du malade, les affections coexistantes (lorsqu'il est porteur d'une blennorragie ou d'une tuberculose pulmonaire) permettent de trancher la difficulté.

Mais la forme chronique de l'entorse de Lisfranc ne pourrait-elle pas en imposer pour l'affection, connue sous le nom de pied plat valgus douloureux ou de tarsalgie des adolescents ? La douleur, vague au début, puis persistante, qui accompagne cette affection ressemble, en effet, dans certains cas à celle que l'on remarque dans l'entorse chronique. Mais il existe des signes qui permettent de différencier nettement ces deux lésions absolument distinctes dans leur nature et leur pathogénie. Le pied plat, valgus douloureux, survient généralement chez des jeunes gens de quinze à vingt-cinq ans, à la suite d'une longue station debout et non à la suite d'une marche prolongée. La douleur, d'abord intermittente puis continue, a son siège au-devant des malléoles et au niveau de l'articulation médio-tarsienne. Elles s'irradie même le long du corps charnu du long péronier latéral. D'un autre côté, l'examen du malade debout permet de constater un aplatissement de la voûte plantaire, le pied, reposant, à peu près exclusivement sur son bord interne. La plante du pied du malade étant au repos est nettement déviée en dehors, en valgus plus ou moins prononcé avec l'importance de la maladie. La pression sur ce bord interne du pied et le long du long péronier latéral est particulièrement douloureuse. Dans l'entorse chronique, au contraire, on ne constate aucune déviation du pied sur son axe, la douleur est localisée à l'interligne de Lisfranc et sur les métatarsiens, particulièrement au niveau du deuxième et du troisième. Enfin, cette lésion survient sur des individus d'âge absolument variable, à la suite d'une marche forcée et non d'une station prolongée.

CHAPITRE IV

PRONOSTIC ET TRAITEMENT

Le pronostic de l'affection que nous venons d'étudier est en général bénin et, au bout de quelques jours d'un traitement approprié, le malade recouvre ses mouvements du pied et ne tarde pas à pouvoir marcher sans douleur. La durée de la maladie est variable et augmente avec la gravité et l'étendue de la lésion. Nous en avons la preuve dans les observations que nous avons citées. Dans trois cas, en effet, le malade a quitté l'hôpital de quatorze à vingt et un jours après son entrée. A ce moment, tout phénomène inflammatoire a disparu, la pression au niveau de l'interligne n'est plus douloureuse et les mouvements de l'articulation s'exécutent librement, la marche est possible et les militaires qui sont le sujet de ces observations ont pu reprendre bientôt leur service. Dans un de ces cas, il existait cependant une fracture du cinquième métatarsien. C'est dire avec quelle rapidité ces fractures guérissent. Dans un autre cas, au contraire, nous voyons le malade ne quitter l'hôpital qu'après un séjour de cinquante-six jours, la lésion occupait alors l'interligne de Lisfranc tout entier et la réparation des ruptures ligamenteuses a demandé un temps assez considérable.

D'un autre côté, lorsque l'entorse est accompagnée de luxation, le pronostic, tout en étant un peu moins bénin, n'en reste pas moins favorable. La disposition anatomique de l'interligne tarso-métatarsien permet en effet de comprendre que, une fois la luxation réduite, le métatarse s'adaptant au tarse à peu près exactement ne pourra plus se déplacer à moins d'une nouvelle violence très considérable, et la lésion guérira comme dans l'entorse simple. Il en sera de même d'une fracture métatarsienne ; les fragments se déplaçant peu, le cal se formera très rapidement, et la guérison suivra sa marche normale.

Mais, pour arriver à cette guérison rapide, il est nécessaire de suivre un traitement aproprié, car la mobilisation excessive peut entraîner de graves désordres au niveau de l'articulation et en particulier la production de l'arthrite aiguë qui accompagne si souvent l'entorse. Et on sait combien l'arthrite peut assombrir le pronostic. Heureusement, elle est rare et nous n'en voyons pas d'exemple dans les observations que nous avons recueillies.

Au point de vue du pronostic éloigné, une entorse de l'articulation de Lisfranc ne peut-elle occasionner, à ce même niveau, plusieurs mois ou même plusieurs années après l'accident, une localisation bacillaire, celle du bacille de Koch par exemple? Nous ne le croyons pas, mais nous n'oserions affirmer cette opinion, n'ayant pu recueillir pour la confirmer assez de renseignements.

Le traitement de l'entorse tarso-métatarsienne ne diffère guère de celui des autres entorses. Quand elle est accompagnée de luxation, le premier soin du chirurgien doit être de la réduire par les procédés spéciaux que nous n'avons pas à décrire ici. Le pied sera ensuite immobilisé dans sa position de repos, c'est-à-dire en demi-flexion sur la jambe. Pour assurer cette immobilisation, il sera inutile d'employer un bandage plâtré : une simple bande de toile, moyennement serrée, recouvrant une couche de ouate suffira dans la plupart des cas. Au bout de quelques jours, quand la réaction inflammatoire se sera calmée et que la douleur à la pression aura diminué, on pourra commencer les massages : on en fera deux séances par jour et, dans l'intervalle, le pied sera encore maintenu par un bandage. Le repos au lit est de rigueur, pendant un temps qui variera avec l'importance de la lésion.

Si l'entorse est accompagnée de fractures unique ou multiples de métatarsiens, le traitement sera sensiblement le même. Essayer d'opérer la réduction de ces fractures nous semble inutile, car les fragments ont peu de tendance à s'écarter, et l'expérience nous prouve que la formation du cal se fait avec une grande rapidité. Ces fractures passent même assez souvent inaperçues, et on en a vu guérir, le malade continuant à marcher; leur existence ne fut reconnue que plus tard à la radiographie. On traitera donc l'entorse comme si elle était la seule lésion.

De nombreux traitements ont été préconisés pour la guérison de l'entorse. Ils peuvent presque tous s'appliquer à l'entorse tarso-métatarsienne. Le plus souvent on les combine et ils se complètent les uns les autres. L'immobilisation simple était employée autrefois. Dans les cas légers, elle peut amener la guérison.

mais dans les cas graves on fera mieux de lui joindre le massage et les bains. Il faut se garder cependant de pratiquer des massages intempestifs, surtout dans les premiers jours de l'affection, car, outre qu'ils sont excessivement pénibles pour le malade, ils peuvent dans certains cas aggraver les phénomènes inflammatoires et amener la production d'une arthrite. Voici donc la conduite qu'il nous semble préférable de suivre dans le traitement de l'entorse de Lisfranc. Si l'entorse est légère, les phénomènes inflammatoires peu accentués, on enveloppera le pied dans un pansement légèrement compressif (ouate et bande de toile ou simple bande de flanelle) et, deux fois par jour, on pratiquera une séance de massage. On ne tardera pas à imprimer au pied de légers mouvements d'extension, de flexion ou de latéralité. Si l'entorse est grave, la douleur très vive, l'œdème prononcé, on immobilisera le pied dans un bandage ouaté compressif, ou mieux avec une bande de caoutchouc, qui par une compression modérée et uniforme, ne tardera pas à faire disparaître la tuméfaction. Matin et soir, le bandage sera enlevé, et on plongera le pied malade dans un bain chaud à 40 ou 45 degrés. On l'y laissera quinze minutes environ et on replacera le bandage. Les massages ne seront commencés que lorsque la réaction inflammatoire se sera atténuée et qu'ils pourront être supportés par le patient sans trop grandes souffrances. Les premières séances seront courtes et la pression exercée par les doigts très légère. Progressivement on les prolongera et on les fera accompagner de légers mouvements de l'avant-pied. De préférence on les pratiquera après le bain. La marche ne sera permise au malade que lorsque toute inflammation aura disparu et que les mouvements imprimés à l'articulation ne seront plus douloureux.

Ce sont là ces divers modes de traitement combinés qui ont été appliqués dans les cas que nous avons cités plus haut. Les malades s'en sont fort bien trouvés, puisque, dans la plupart des cas, ils ont quitté l'hôpital après un court séjour. La révulsion et les antiphlogistiques ne nous semblent pas nécessaires. Seules quelques compresses humides chaudes peuvent rendre de réels services, dans les premiers moments de l'affection, lorsque l'inflammation est considérable et la douleur très vive.

CONCLUSIONS

I. — L'articulation de Lisfranc ou tarso-métatarsienne, représente une des nombreuses articulations, situées sur le trajet de la voûte plantaire et facilitant les mouvements légers d'aplatissement ou d'exagération de cette voûte, qui se passent normalement dans la marche.

II. — Sous l'influence d'un traumatisme un peu considérable, qui tend à abaisser l'avant pied, l'arrière pied étant maintenu en place, il se produit une exagération de courbure de la voûte plantaire et celle-ci cède au niveau des ligaments dorsaux de l'articulation de Lisfranc, causant ainsi une première variété d'entorse.

Un mécanisme inverse tendant à élever le métatarse va diminuer la concavité de la voûte plantaire, dans nombre de cas la fait céder, au niveau de l'articulation de Lisfranc, en déchirant cette fois-ci les ligaments plantaires.

Dans ces mouvements, le deuxième métatarsien entrant par sa tête dans le tarse antérieur, gène ces mouvements, si ces ligaments qui le maintiennent sont très résistants, et une fracture de la tête peut alors s'observer.

Enfin, des mouvements d'abduction et d'adduction ou encore de torsion de l'avant-pied ont pu s'accompagner, par un mécanisme facile à comprendre, de ruptures ligamenteuses et d'entorse.

A côté de ces traumatismes violents, on conçoit que dans la marche, par suite du jeu constant de cette articulation, le relâchement de ces ligaments puisse permettre un déplacement exagéré de ces surfaces osseuses et soit encore la cause d'entorses chroniques, que l'on peut observer chez des gens qui marchent beaucoup, chez les jeunes soldats par exemple. C'est ce que M. le professeur Nimier, avait déjà étudié et désigné sous le nom d'entorse des fantassins.

III. Les symptômes des accidents aigus, masqués par un œdème et par un épanchement sanguin, qui peuvent être considérables sont au fond ceux de toutes les entorses. La douleur dans les mouvements oblige le malade à marcher sur le talon et la palpation du pied montre que la douleur répond à tout ou partie de l'interligne, les symptômes se retrouvent d'ailleurs un peu moins accentués dans les formes chroniques.

IV L'existence et le siège des points douloureux articulaires permettent d'éliminer la contusion simple du pied, l'entorse et la luxation médio-tarsiennes, le pied plat valgus douloureux. Il sera facile d'éliminer aussi les arthrites aiguës, tuberculeuses et blennorrhagiques. La recherche de la crépitation et l'examen radiographique montreront s'il y a ou non lésion osseuse concomitante.

V Le pronostic est bénin.

VI Le repos, le massage, les bains et, au besoin, dans les formes qui se prolongeraient, un peu de révulsion locale ont assez rapidement raison de ces accidents.

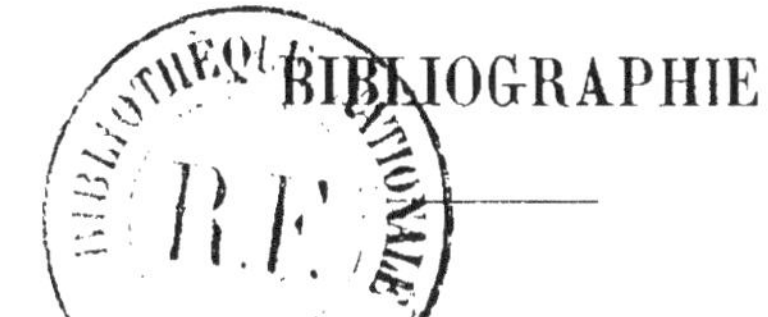

BIBLIOGRAPHIE

Boisson et Chapotot, *Archives de médecine et de pharmacie militaires*, 1899.

Casse, thèse de Lyon, 1900.

Chaput, Société anatomique, juin 1886.

Charpy, *Étude d'anatomie appliquée*, article Voute du pied.

Jaccoud, *Dictionnaire de médecine et de chirurgie pratique*, articles Entorses, Luxations.

Le Dentu et Delbet, *Traité de chirurgie*,

Nimier, *Archives de médecine et de pharmacie militaires*, 1893.

— — — — 1898.

Poirier, *Anatomie humaine*.

Schulte et Stechow, *Archiv für klinische Chirurgie*, 1897.

— *Deutsche militärische Zeitschrift*, 1897.

Terrillon, *Archives générales de médecine*, 1876.

Testut, *Anatomie humaine*.

Tillaux, *Anatomie topographique*.

Vacquié, thèse de Lyon, 1884.

TABLE DES MATIÈRES

Lyon. — Imp. A. Rey, 4, rue Gentil. — 31352

www.ingramcontent.com/pod-product-compliance
Ingram Content Group UK Ltd.
Pitfield, Milton Keynes, MK11 3LW, UK
UKHW021220230726
13926UKWH00003B/1140

9 782014 076370